DU

SÉMINALISME

PAR

E. BOUCHUT
Médecin de l'hôpital des Enfants-Malades,
Professeur agrégé de la Faculté de médecine,
Commandeur de la Légion d'honneur,
Commandeur de Charles III,
Chevalier des SS. Maurice et Lazare,
Chevalier d'Isabelle la Catholique, etc.

PARIS
IMPRIMERIE DE LA FACULTÉ DE MÉDECINE
A. DAVY, SUCCESSEUR DE A. PARENT
52, RUE MADAME, ET RUE CORNEILLE, 3

1888

DU SÉMINALISME

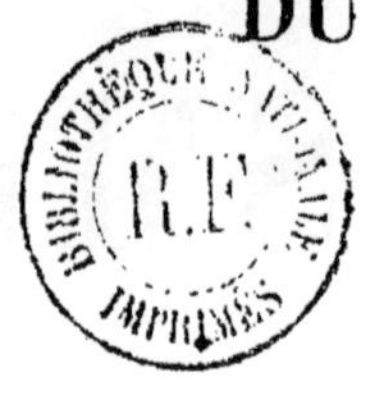

I

A côté des anciennes doctrines de pathogénie ayant pour base l'action d'un principe immatériel, l'*âme* ou le *principe vital* de Barthez et que la médecine actuelle repousse faute de démonstration clinique, je placerai celle qui repose sur le rôle d'un *agent vital substantiel* dont les actes peuvent être établis par l'observation et par l'expérience. Sortir de l'hypothèse, tel est le but de la véritable science.

Sous ce rapport, les considérations générales que je veux développer sur la nature de l'homme, sur la cause expérimentale de sa formation, sur le rôle de ses éléments dans la production et le traitement des maladies, ont sur toutes les considérations du même genre qui ont été faites antérieurement, l'avantage de ne rien donner à l'hypothèse et de tout accorder à l'observation.

Nature de l'homme.

Pour les médecins qui croient que l'homme diffère de l'animalité par la nature de sa raison et de son esprit, il y a quatre règnes dans la nature, le *minéral*, le *végétal*, l'*animal* et l'*hominal*. Moquin-Tandon, de Quatrefages, et les naturalistes promoteurs de cette idée, ont eu raison, car ils s'appuient sur cette pensée toute métaphysique que l'intelligence de l'homme diffère de celle des animaux par les abstractions auxquelles elle se livre. Les *minéraux croissent* ; les *végétaux croissent et vivent* ; les *animaux croissent, vivent et sentent*, dit Linné, et nous ajoutons : l'homme croit, vit, sent et pense. — Ce n'est pas que je refuse l'intelligence aux animaux, même les plus inférieurs, puisque les Microzoaires en font preuve (V. Bouchut, *Des Attributs de la vie*, p. 52), mais leur intelligence est celle de l'instinct et non celle des abstractions qui sont la qualité distinctive de la pensée humaine.

Nulle création ne peut sortir de la pensée animale qui reproduit constamment, de génération en génération depuis des siècles, sans apparence de perfectibilité, les mêmes actes de l'instinct reproducteur et conservateur, les mêmes notions architecturales et sociales, les mêmes qualités de ruse, de férocité et d'attachement ; le même mode de communication par le langage, etc. Avec une organisation toujours la même dans chaque espèce, et dans les différentes races, nous voyons fatalement correspondre ces qualités morales qui nous ont permis de personnifier presque tous nos vices et tous nos défauts dans l'animalité. Les animaux ont tous les instincts, toutes les vertus et toutes les immoralités de l'homme, mais ils lui restent inférieurs et ils s'en séparent par l'abîme immense de la pensée créatrice des merveilles de l'industrie et de l'intelligence. Ou il n'y a que des différences de degré entre les animaux doués de vie par certains philosophes, entre les végétaux, les animaux et l'homme, qui selon les théories réalistes de Lamarck et de Darwin ne serait qu'un singe perfectionné, ou les règnes sont séparés par des différences infranchissables. Dans le premier cas, l'homme devient le premier des animaux, ordre des bimanes, mais dans le second, il faut admettre qu'un abîme intellectuel le sépare de l'animalité, y compris celle du singe, et qu'il constitue un règne à part.

Où trouver ailleurs que chez l'homme dont l'organisation paraît cependant si comparable à celle des animaux, ce degré de perfectibilité morale, intellectuelle et industrielle qui de génération en génération, à travers les siècles, depuis l'âge de la pierre jusqu'à l'âge du fer, et jusqu'à nous, révèle une perfectibilité si progressive. Est-ce l'instinct animal dans sa fatalité, ou bien la fantaisie incessamment variable née de l'amour de l'utile, du bien et du beau? — L'homme n'a pas plus changé physiquement que les animaux, et cependant tandis que l'intelligence animale est restée soumise à des lois invariables, celle de l'homme nu et sans défense a tiré du sol, le feu qui réchauffe son corps, les aliments qui le nourrissent, la pierre, le fer et les métaux qui l'arment et le défendent, enfin tout ce qui de génération en génération le fait si grand, capable d'embrasser, dans l'infini de son intelligence, l'immense profondeur des mondes disparus et des mondes nouveaux. Sa constitution est restée la même et la perfectibibilité progressive de sa pensée et de ses actes paraît seule plus grande de siècle en siècle. L'animal est forcément réaliste tandis que l'homme est métaphysicien ou, si l'on veut, idéaliste. Dès son origine, à l'état de barbarie ou de civilisation naissante, l'homme a su abstraire du monde réel des idées supérieures à l'organisation et aux nécessités de la vie. Le beau, le bien et le vrai sont au fond de toutes les consciences humaines, et, avec ces idées, celles d'une cause métaphysique de l'harmonie des mondes sous une forme ou sous une autre. C'est ce que M. de Quatrefages a appelé la *Religiosité*. En effet, il n'est pas de lieu habité si reculé et si perdu qu'il soit, à la surface du globe, où l'homme ne rende un culte à la divinité. Partout, l'idée de Dieu naît dans la conscience de l'homme, et alors même qu'il la repousse, il en atteste l'existence, car il ne pourrait la discuter s'il ne l'avait pas comprise et la chasser de son esprit si elle n'y était pas venue.

Il y a donc quatre règnes dans la nature en y comprenant le *règne hominal*, et c'est celui-ci dont l'étude donne à la médecine ce caractère élevé de science morale autant que physique qui la distingue de toutes les autres sciences naturelles.

Pour étudier l'homme, il faut l'envisager dans tous ses éléments primitifs : dans l'agent vital doué d'impressibilité (1) qui préside à la formation des premières cellules de

(1) *Impressibilité* : Attribut de sensibilité inconsciente dans les tissus vivants dépourvus de nerfs.

son être et dans l'association de ses éléments psychiques, nerveux et organiques. C'est faute de l'avoir analysé dans son ensemble, pour ne voir qu'un seul côté de sa nature, soit l'âme organisatrice, soit le principe vital dirigeant, soit la fédération des organes créant la vie, que la philosophie médicale s'est égarée dans la sphère des abstractions et qu'elle a créé tant de systèmes erronés et de doctrines exclusives. Chacune de ces doctrines dans ses prétentions absolues a rendu de réels services à la science mais ne représente qu'un côté de la nature humaine. Il n'en est pas une qui n'ait été utile et qui n'ait rendu de grands services à la philosophie, au diagnostic ou à la pratique médicale et cependant pas une ne reste debout et intacte. *Naturisme, Archéisme, Pneumatisme, Animisme et Vitalisme, Théurgie, Méthodisme et Solidisme, Anatomisme et Humorisme, Empirisme*, aucune ne résiste à une discussion approfondie. Il n'y a que les esprits systématiques qui s'en fassent les défenseurs acharnés. Toutes se sont écroulées dans cet éclectisme individuel qui est à la science ce que l'anarchie est à la civilisation. Elles ont fait et feront encore des partisans mais jamais la loi. C'est là ce qui les condamne. Leur tort est de méconnaitre un ou plusieurs des éléments de la nature humaine. Leurs défenseurs vitalistes, humoristes, solidistes et empiriques pourront discuter longtemps ; ils ne pourront jamais se convaincre; s'ils ne font pas de concession, ce qui leur serait possible, la vérité doctrinale n'apparaîtra jamais, et elle ne surgira que lorsqu'on pourra découvrir le véritable principe des élements les plus intimes de la vie et de la maladie.

C'est dans cette pensée qu'il m'a semblé utile de réunir dans un court exposé préliminaire, les notions physiologiques expérimentales que le médecin doit avoir de l'homme, qui n'est ni force ni matière, mais force et matière tout à la fois. Sans ce point de départ, une doctrine médicale en est réduite à se mouvoir dans le cercle connu des doctrines anciennes modifiées d'âge en âge par les progrès de la science. Au contraire, la nature de l'homme étant fixée par la physiologie, et le principe des éléments vitaux bien déterminé, le médecin a une base solide de raisonnement et ses déductions, inspirées d'une première vérité physiologique expérimentale, ne peuvent s'écarter beaucoup de la vérité. C'est par la connaissance de l'homme sain qu'il faut aborder l'étude de l'homme malade, et, ce qui est vrai en médecine pratique ne l'est pas moins en philosophie médicale lorsqu'il s'agit d'édifier une doctrine positive de la maladie.

Voyons donc à présent ce que pour le médecin doit être la nature de l'homme ?

Si l'homme se sépare de l'animalité par ses qualités morales, par sa métaphysique et par sa perfectibilité intellectuelle indéfinie, il s'en rapproche par sa constitution physique, par l'*Agent vital* ou *séminal* qui donne l'impulsion spécifique individuelle à son germe par l'impressibilité (V. Bouchut, *Attributs de la vie*) de tous ses éléments moléculaires, par l'état des humeurs vivantes d'où il prend naissance et par la configuration de ses parties solides.

Il en résulte qu'avec son principe moral il renferme un agent vital, des humeurs et des solides composés d'éléments cellulaires invisibles à l'œil, doués de sensibilité inconsciente, c'est-à-dire d'impressibilité (faculté de la vie indépendante des nerfs), réunis de façon à réaliser une fédération organique dont les désordres sont du domaine des moralistes et des médecins.

Ce sont ces éléments celluaires physiologiques, assemblés d'une certaine manière, avec leur attribut vital d'impressibilité par lequel ils se meuvent dans le cercle voulu des opérations de la vie, qui doivent servir de base à toute philosophie médicale. On ne peut les omettre en faveur de l'organisation en mouvement, sans dommage pour l'ensemble, et si l'on veut la vérité tout entière, ils ne doivent pas être sacrifiés aux organes.

Leur assemblage fait les tissus doués d'une sensibilité différente et propre, due au système nerveux qui a pris naissance et les relie ensemble ; des tissus sortent les organes solides et liquides avec leurs sympathies, et nous avons alors l'homme dans son entier avec les attributs de son espèce.

Par *l'agent vital ou séminal*, ces éléments moléculaires constituant des tissus et des organes, expression première de la vie qui commence sans structure déterminée, sans nerfs et sans fibres contractiles, sentent à leur façon et se meuvent pour façonner les parties où ils doivent fatalement prendre leur place. Leurs attributs sont distincts de l'organisation qu'ils sont appelés à créer. Ce sont ceux de la vie et non ceux d'un être vivant. Ils s'appellent : *impressibilité*, c'est-à-dire sensibilité sans nerfs ; *autocinésie*, c'est-à-dire mouvement sans fibres appréciables contractiles et enfin, *promorphose* ou prescience des formes organiques à réaliser pour l'ensemble.

Parmi eux l'*impressibilité* occupe le premier rang. C'est elle qui donne aux éléments moléculaires la sensibilité inconsciente, qui entraîne leur mouvement dans la direction voulue par la forme spécifique des êtres où ils se trouvent, et c'est de cet attribut, de ses qualités et de ses altérations diverses, que résultent les différentes formes des espèces, leurs maladies innées et l'exercice plus ou moins régulier des organes dont les propriétés propres entreront en scène un peu plus tard en se combinant aux propriétés élémentaires des tissus.

Dans cette impressibilité de l'agent séminal ou vital réside la vie, car sans elle le système nerveux, organe de la sensibilité, ne suffirait pas à l'entretenir. Elle fait la vie dans les êtres où il n'y a pas de système nerveux comme les infusoires dits microzoaires ou phytozoaires et les grands végétaux; elle l'entretient dans les éléments anatomiques dépourvus de nerfs qui forment ces tissus, dans les éléments anatomiques du sang, dans les parties dont on a coupé les nerfs, enfin, même après la mort de l'ensemble, dans certains éléments moléculaires qui continuent à vivre pour leur compte.

C'est elle qui est le premier acte du germe de l'homme qui commence à vivre, avant qu'aucun élément, qu'aucun tissu et qu'aucun organe n'aient pris naissance, et c'est cet acte qui, dans le développement physiologique et patholologique de l'homme, me semble devoir être pris en sérieuse considération.

De la manière dont il se produit résultent la réaction de la matière vivante du germe et son mouvement diathésique et organique. *Impression et réaction*, tels sont les premiers faits de la vie comme ils en sont la condition d'exercice, et c'est lorsqu'ils disparaissent que survient la mort.

C'est en remontant ainsi aux sources mêmes de la vie normale, dans ses attributs élémentaires qu'on peut comprendre le mécanisme de l'organisation et plus tard celui de la maladie, car ici encore c'est l'impressibilité organique et la réaction qu'elle fait naître qui sont le principe général de la pathologie. Les *maladies ne sont que des impressions transformées*, ai-je dit dans ma Pathologie générale (1), cela est vrai, et c'est sur cet aphorisme que repose la doctrine médicale que je vais exposer.

Cette doctrine s'applique aux maladies morales, aux maladies de l'agent vital et aux maladies humorales et organiques. Sans rien exclure des éléments de la nature humaine, elle en explique toutes les maladies et c'est là sa garantie de vérité.

Pour désigner cette doctrine, j'aurais peut-être pu me servir du mot de *Naturisme* qui s'applique parfaitement à l'étude physiologique de la nature de l'homme et à l'agent naturel d'où elle sort, mais comme ce mot a reçu une acception différente consacrée depuis Hippocrate et qu'il représente le rôle prescient, utile de la nature en général dans la marche et dans la guérison des maladies, j'ai dû l'abandonner. Celui de *Vitalisme* adopté par l'école de Montpellier représente pour tout le monde l'idée d'un principe vital inconnu dans sa nature et immatériel sur lequel l'expérience ne peut rien et dont le rôle est par conséquent indéterminé et indéterminable. En l'appelant *Sensitisme*, on pourrait la confondre avec la théorie des médecins qui ont fait de la sensibilité nerveuse la base de leur pathologie, tandis que l'idée que je développe d'un agent séminal

(1) E. Bouchut. — *Pathologie générale*, page 12.

créant l'impressibilité des éléments organiques, très proche parente de la théorie de Glisson et de Bichat sur la sensibilité insensible ou inconsciente, représente l'application à la physiologie et à la pathologie du fait d'un agent séminal créant dans les cellules vivantes la sensibilité sans nerfs et une vitalité spéciale, c'est le : *Séminalisme.*

En effet, le *ferment séminal* qui touche à la cellule ovarienne lui imprime par la vie, un mouvement de segmentation en deux parties, puis en quatre, en huit, en seize, en trente-deux, en soixante-quatre et ainsi de suite jusqu'au nombre de cellules premières qui doivent engendrer les organes du nouvel être. — Chacune de ces cellules est donc imprégnée d'un atome de *ferment séminal* comme toutes les cellules qui se développeront ultérieurement, de sorte que ce ferment se trouve dilué dans tout l'organisme pour lui imprimer la vitalité de son origine et ses diathèses. — Puis, en une certaine période de la vie du nouvel être, le ferment se reproduit. Il se forme dans les glandes séminales et ovariennes pour servir à une génération nouvelle.

Après ce préambule, je vais montrer ce que cette manière de voir apporte à l'étude de la physiologie et de la médecine proprement dite, soit dans la forme des êtres et des organes, soit dans les maladies de l'agent vital ou maladies séminales, soit dans les maladies humorales et organiques, soit enfin dans la thérapeutique. J'indiquerai d'abord :

Les variations de l'agent vital ou séminal qui créent l'impressibilité normale.

Les anomalies de l'impressibilité dans l'agent vital.

Les anomalies de l'impressibilité dans les maladies humorales et organiques.

Les maladies qui résultent d'un excès d'impressibilité de l'agent vital.

Les maladies qui résultent d'une diminution de l'impressibilité de l'agent vital.

Les maladies dues à un excès d'impressibilité suivie de son amoindrissement.

Le rôle de l'impressibilité de l'agent vital en thérapeutique.

Des différences que présente l'agent séminal et des variations de l'impressibilité normale.

C'est la sensibilité inconsciente des éléments moléculaires et cellulaires de la vie créée dans l'ovule humain par la fécondation, qui associe ces éléments entre eux, qui les groupe d'une certaine façon par une affinité vitale nécessaire à la configuration des tissus et des organes. Par elle, ils ont des attractions et des répulsions d'où il résulte qu'ils se réunissent ou se chassent selon la nécessité de créer un tissu. Sans cette propriété obscure de sentir, ils ne pourraient ni se choisir, ni s'associer dans l'ordre voulu par la vie des espèces. Dès qu'elle s'éteint en eux, c'est leur mort définitive, et ils rentrent sous l'empire des lois physiques, entraînés vers d'autres combinaisons. Si elle n'est qu'affaiblie, leur mouvement se trouble et leur association s'en ressent à ce point que le nouvel être n'aura pas le volume ni la force désirables. N'est-elle atteinte que partiellement, leur développement dans l'ovule se fait mal dans le point circonscrit où elle est détruite, et alors dans ce point un organe manque ou est modifié dans ses formes, ce qui produit les difformités. Est-elle seulement maladive ou diathésique, les mouvements moléculaires de l'ovule sont également maladifs, et du groupement élémentaire particulier qui en résulte se préparent dans le germe futur des maladies innées ou héréditaires ou un terrain favorable aux invasions parasitaires.

C'est enfin au caractère spécial individuel de la sensibilité inconsciente, créé dans l'ovule par le ferment séminal qu'il faut attribuer cette affinité spéciale des premiers éléments anatomiques, véritable affinité vitale physiologique et spécifique, d'où résulte la diversité des êtres de la même espèce et de la même race. De cette action première, dérive la forme individuelle formant les variétés de l'espèce ; la ressemblance au père ou à la mère et quelquefois aux deux conjoints ; la taille basse ou élevée, la couleur des cheveux et des poils, la longévité, les idiosyncrasies, les diathèses, etc.

Tout cela est modifié : 1° par l'union sexuelle qui mélange deux forces séminales différentes et les associe de façon à engendrer l'impressibilité de l'être nouveau ; 2° par les climats qui troublent leur action de manière à affaiblir l'impressibilité générale et abréger la vie de l'individu ou à le frapper dans sa race qui ne peut s'acclimater au pays ; 3° par l'habitude qui change, qui exagère ou amoindrit la manière de sentir des tissus ; 4° par la civilisation qui modifie plus ou moins profondément l'exercice fonctionnel des organes, etc.

Ainsi, en dehors de la sensibilité nerveuse et consciente imprimée aux tissus et aux organes par les nerfs, c'est la *sensibilité inconsciente* ou *impressibilité* inhérente à l'agent vital qui rend compte des impressions subies par les éléments organiques dépourvus de nerfs, et par les éléments anatomiques qui n'en ont pas davantage. C'est à cette impressibilité variable, créée par le ferment séminal, qu'il faut attribuer le principal rôle dans les troubles de l'affinité vitale si puissante au début de la vie embryonnaire, c'est-à-dire les troubles des premiers mouvements de la matière des ovules fécondés.

Maintenant, si je franchis tout d'un coup la période embryonnaire, dont je viens d'analyser les actes, période pendant laquelle l'impressibilité de l'agent vital, se diluant dans tous les éléments anatomiques qu'il engendre, a créé des tissus et des organes sensibles par suite de l'apparition des nerfs, je me trouve en face de l'homme organiquement complet. Alors les tissus et les organes ont à la fois, avec leurs forces séminales, des propriétés particulières et un rôle fonctionnel spécial destinés au maintien de la vie d'ensemble, c'est-à-dire de la confédération organique. Il y a là une organisation dont le mécanisme ne peut être troublé sans danger et c'est alors qu'on peut dire avec grande apparence de vérité que cette organisation fait la vie.

Mais dans ce cas, que devient l'impressibilité de la vie embryonnaire créée par le ferment séminal ? A-t-elle disparu ou vient-elle se confondre avec la sensibilité nerveuse des organes adultes ? Non, elle n'a pas disparu, car, ainsi que je l'ai dit, on la retrouve dans les parties dépourvues de nerfs et dans les éléments anatomiques des humeurs et des tissus qui se renouvellent sans cesse. C'est elle qui, dans la vie adulte, personnifie encore l'affinité vitale des éléments moléculaires en mouvement, pour l'œuvre de la rénovation des tissus. Mais, si elle n'a pas disparu, elle n'a plus la même importance que dans l'ovule et dans l'embryon; elle se perd avec la sensibilité inconsciente des nerfs sympathiques qu'elle a créée et avec la *sensibilité* consciente des nerfs. Toutes les trois associées, elles unissent leurs efforts vers le but commun de la vie d'ensemble, la première pour la création et la marche des éléments anatomiques constituants dirigés par l'affinité vitale; la seconde pour le lien ou *consensus* à établir entre les tissus par une sympathie réciproque et générale; la troisième enfin pour avertir l'être de ses relations agréables ou dangereuses avec le monde extérieur.

Elle ne disparaît donc pas dans la vie adulte, mais elle n'a plus le rôle prépondérant qu'elle avait dans la vie embryonnaire. Elle est partout présente comme élément de la vie moléculaire, mais non comme force de la vie d'ensemble; elle caractérise la présence de l'agent vital dans toutes les parties atomiques et cellulaires des tissus et c'est pour cela que j'ai dit que l'agent séminal dilué dans l'ovule se combinait avec tous les éléments qui en sortent, et de génération cellulaire en génération cellulaire, se trouvait par imbibition incorporé à tous les tissus de l'économie jusqu'à la mort générale de l'ensemble.

S'il en est ainsi, comme l'attestent l'observation et l'expérience, chacun comprendra que c'est à la présence d'un ferment vital ou séminal, agent substantiel, et à son attribut d'impressibilité, qu'il faut attribuer les métamorphoses de l'ovule vers l'état d'embryon, sa transformation en être adulte, le maintien de sa vie par son action dans les éléments constituants et son influence sur la vie d'ensemble. Cela étant dit, il ne me reste plus qu'à établir le rôle de cette impressibilité des éléments moléculaires constituants dans l'état pathologique.

II

Différences d'impressibilité du ferment séminal et de son influence dans l'état pathologique.

La difficulté qui sépare le plus radicalement entre eux les médecins philosophes est celle de l'existence d'un agent vital distinct de l'organisation. Pour l'école solidiste et organicienne, la vie est un résultat de l'organisation et non un principe ; elle est la conséquence de la fédération des organes. Pour eux, c'est l'organisation qui fait la vie. Au contraire, pour l'école vitaliste, quelle que soit la nature du principe agissant, c'est la vie qui crée l'organisation, qui l'entretient bonne ou mauvaise, et qui préside à son exercice, tout en étant influencée par elle. C'est l'alliance de l'agent vital et de ses organismes qui fait la vie.

Je crois avoir posé la question avec une entière bonne foi et je vais essayer de la résoudre avec la même sincérité à mon point de vue.

Sans nul doute, lorsqu'on examine l'homme, parfaitement constitué, et qu'on voit à quel point il est tributaire de cette organisation, combien il souffre des désordres matériels qui se produisent dans ses organes, avec quelle facilité il succombe sous l'influence d'une blessure qui atteint son mécanisme, on comprend qu'un esprit même distingué, affirme que l'organisation fasse la vie, et dise que celle-ci soit la conséquence de la première. Cela se comprend moins de la part du médecin.

En effet, si au lieu d'envisager l'homme adulte, être complexe dont l'analyse est extrêmement difficile, on examine l'homme en voie de formation, dans le germe qui doit lui donner naissance, les choses sont bien différentes. Alors les conclusions changent, et c'est faute d'avoir pris l'être humain à son origine, pour l'étudier dans son germe, et dans son évolution embryonnaire, qu'on a pu dire : l'*organisation fait la vie*. Avec plus de réflexion et avec d'autres études on arrive à dire au contraire : *C'est la vie qui fait l'organisation.* Voilà comment, à des points de vue différents, la vérité qui échappe aux uns se révèle aux autres.

En prenant donc pour point de départ de ma démonstration, l'ovule féminin non fécondé, simple cellule sans organisation, doué de la vie moléculaire, comme toute autre cellule de la femme, n'ayant qu'une existence éphémère, destiné à la décomposition dans son foyer, nous pouvons affirmer qu'il n'a pas la vie en propre et qu'il lui est impossible en restant seul de créer une organisation. Le ferment cellulaire féminin est en ce moment une sécrétion, dans quelques heures ce ne sera plus qu'un débris. Telle est la loi.

Mais, si ce germe a dans sa destinée d'être par la fécondation impressionné par l'agent vital masculin, c'est-à-dire imprégné par les microbes spermatiques ou spermatozoaires du ferment séminal, alors la scène change; dès qu'il a été fécondé au lieu d'être un débris bientôt rejeté au dehors il a reçu la force de vivre, il vit et plus tard ce sera un homme.

D'où vient la différence? c'est qu'il s'est incorporé l'agent vital, dont il a subi le contact et c'est un principe de vie étranger à la substance, qui lui communique un mouvement moléculaire d'absorption et d'exhalation, accompagné de chaleur et suivi de transformations successives.

Qu'on ne dise pas qu'il avait l'organisation en puissance puisqu'il allait être un débris avant sa rencontre du ferment séminal! qu'on ne dise pas qu'après ce contact et ce mélange, il développe une organisation qui lui est propre, puisque s'il devient un homme il aura la ressemblance, les infirmités ou les maladies de son père!

Donc il a reçu du dehors un principe de vie qui commence son évolution, qui la dirige, qui la façonne, qui crée les organes à l'image de son origine et à celle de ses maladies, qui les imbibe et qui les entretient d'une certaine manière, puisque, vingt ou trente ans après la naissance, ce principe révèle encore sa présence par des maladies héréditaires de sa provenance paternelle, c'est-à-dire *innées.*

La vie crée donc l'organisation, elle est donc une cause et non pas seulement un effet, elle est ces deux choses à la fois, mais, dans l'ordre de la nature, c'est elle qui est le principe et ils n'ont pas eu tout à fait tort ceux qui se sont fait les champions du principe vital et de la force vitale.

Il serait heureux qu'on pût sans hypothèse dire ce qu'est cet agent vital, que j'appelle *ferment séminal*, ce principe de vie distinct des organes qu'il fait naître à son arrivée, mais si la science s'arrête au seuil d'une semblable difficulté dont la solution ne peut être qu'hypothèse, elle a saisi le fait et cela lui suffit. Elle peut dire comme le sage, j'en connais le mécanisme, mais j'en ignore le mystère. Qui donc pourrait exiger davantage?

Que les physiologistes me permettent donc de leur dire, conformément à l'observation, qu'il y a un agent vital, matériel, distinct de l'organisation qu'il précède; que cet agent est sans doute un ferment, qu'il exerce une impression sur le germe; qu'il reste dilué dans le blastème et les cellules premières qui forment les organes; qu'il apporte avec lui ses diathèses; que dans tout le cours de la vie dont il a créé le mécanisme présent toujours dans chacune des parties de l'organisation il en fait la force, la faiblesse et la durée; enfin que les organes et tissus qu'il a engendrés en leur donnant une vie propre et des prédispositions particulières peuvent, à leur tour dans leurs désordres, paralyser son action, engendrer des maladies dans lesquelles il a son rôle, et dominer assez sa puissance pour amener la mort.

Ainsi donc, agent vital ou ferment séminal, impressibilité des parties élémentaires encore dépourvues d'organisation; formation de tissus, d'humeurs et d'organes doués de propriétés spéciales, apparition de la sensibilité et des sympathies nerveuses qui établissent le consensus général de toutes les parties en régularisant le mécanisme animal, voilà les phénomènes que l'observation et l'expérience révèlent à l'observateur qui cherche à découvrir le mystère de la vie humaine.

Il me semble difficile de rien objecter à cette recherche expérimentale du rôle de l'agent séminal dans la configuration physiologique de la nature de l'homme; mais, au point de vue pathologique, ce rôle éclate bien plus vivement aux regards du médecin. Cet agent vital, qui est lui-même sans organisation, renferme en puissance des formes organiques et des maladies qui se retrouveront pendant toute la durée de la vie de l'être futur. Dilué dans l'ovule, autre ferment féminin, lequel a aussi ses diathèses, il en résulte une action combinée à laquelle on doit les maladies héréditaires innées que l'on peut appeler aussi les diathèses de l'agent séminal.

Que peuvent être les prétentions du solidisme dans l'étiologie des maladies héréditaires ? Alors même que les solides sont altérés et forment un terrain propice à la tuberculose bacillaire, la goutte ou le cancer, est-ce qu'ils le sont primitivement ?

L'humorisme pourrait davantage les revendiquer à son profit, puisqu'elles ont pour siège les humeurs qui nourrissent bien ou mal les tissus, mais ici, comme dans le cas précédent, les humeurs et le sang d'où sortent ces diathèses naissent de l'agent séminal qui fait l'organisation d'après sa nature, leur altération est déjà une chose secondaire, et cela me ramène à rapporter le développement des maladies héréditaires aux conséquences des altérations de l'agent séminal. De l'impressibilité vicieuse qu'il communique aux éléments ovulaires fécondés résulte la diversité des êtres et la diversité des maladies héréditaires ou acquises.

Maladies du ferment séminal.

Les organiciens et les humoristes, comme tous ceux qui cherchent la précision dans les faits et dans les doctrines, ont vivement combattu et avec raison sous toutes ses formes l'idée d'un principe vital immatériel. Ils l'ont toujours considérée comme une hypothèse dangereuse et sans application utile à la médecine. Pourront-ils en faire de même à l'égard de l'agent vital ou microbe séminal, primitivement distinct de l'organisation et ensuite dilué dans toutes ses parties, leur communiquant une sensibilité inconsciente nouvelle qui est l'impressibilité? Je ne le pense pas.

Tous les raisonnements produits contre la *nature* d'Hippocrate, contre le *pneuma* d'Athénée, contre l'*archée* de Van Helmont, contre l'*âme* de Stahl, contre le *principe vital* de Barthez considérés comme régisseurs de la vie, sont dirigés surtout contre ce qu'il y a d'hypothétique dans ces doctrines. Ils ne peuvent en conséquence s'appliquer à l'agent vital ou ferment séminal. Ce principe matériel dont le rôle est connu de tout le monde, sur lequel on peut expérimenter, présente une composition variable si l'on en juge par la différence et par la vitalité de ses produits. Il passe du mâle à l'ovule avec son attribut spécial d'impressibilité qu'il lui transmet, et il lui donne une tendance évolutive vers une forme déterminée d'avance, avec ses infirmités innées, avec ses diathèses héréditaires, et enfin avec sa force de résistance aux causes extérieures de destruction qui nous entourent.

Chez les animaux dont les éléments moléculaires sont doués d'une impressibilité différente de celle de l'homme, on expérimente comme on veut sur leur agent vital, on mélange cet agent vital comme on l'entend et par des sélections artificielles on modifie les formes de la vie à volonté. On fait des *métis*, des *tercerons*, des *quarterons*, des *octavons* qui représentent dans leur forme, dans leur diathèse ou manière d'être, la moitié, le tiers, le quart ou le huitième de l'être sur lequel on a expérimenté; donc il n'y a dans la doctrine que je développe rien d'hypothétique. Tout y est déduit de l'observation, et les variations d'impressibilité produites par le ferment séminal sont autant de causes de maladies ultérieures de l'être futur et doivent figurer dans la pathologie générale à titre d'élément fondamental de l'étiologie, de l'évolution morbide et du mécanisme thérapeutique.

L'existence de cet agent rend compte d'une foule de phénomènes physiologiques et pathologiques considérés jusqu'ici de toute autre manière, et il me paraît difficile qu'on n'en tienne pas compte autrement qu'on ne l'a fait jusqu'à ce jour. Par lui, l'observation aidant, en dehors de toute hypothèse, s'expliquent toutes les difformités, toutes les maladies innées et toutes les diathèses, toutes les modifications que subissent les causes morbifiques et les maladies par l'influence individuelle, c'est-à-dire par les idiosyncrasies, enfin toutes les actions thérapeutiques qui, elles aussi, ne sont que des impressions transformées.

Anomalies du ferment séminal et de l'impressibilité cellulaire dans les maladies humorales et organiques.

Il est impossible de séparer l'organisation humaine, du principe substantiel qui l'a créé, et qui s'y trouve incorporé, qui en a dirigé le développement et qui entretient ses fonctions d'une manière spéciale pour chaque individu, selon sa diathèse. Mais, tout en étant obligé d'admettre que l'agent vital doué d'impressibilité, auquel l'homme doit son origine, est dilué dans tous les éléments moléculaires et cellulaires constituant les tissus et les humeurs de l'organisme; qu'il préside à leur nutrition et à celle de tous les organes pour diriger leur rénovation permanente, il faut aussi tenir compte des propriétés particulières des tissus et des organes eux-mêmes.

Le corps change sans cesse, cela est vrai, et comme l'a dit Ovide : « il n'est plus aujourd'hui ce qu'il était hier, ni ce qu'il sera demain ». Cependant son principe d'identité physique lui reste et, tout en se renouvelant sans cesse, il reste le même, car la matière qu'il s'assimile obéit à la diathèse première du ferment séminal, et à son impressibilité, de façon à reproduire partout une diathèse semblable. Voilà comment l'homme reste *un être identique* à lui-même dans la métamorphose incessante de ses éléments, et comment il réalise l'unité dans la multiplicité apparente de ses organes vitaux essentiels.

Toutefois si la vie est une dans son principe, elle est multiple dans ses fonctions, car le sang fait la vie aussi bien que la circulation qui le meut, que la respiration qui le vivifie et que l'innervation qui donne aux tissus le ton et la contractilité nécessaires. Tout cela fait partie du mécanisme humain, et il n'est pas un organe, ni une humeur, qui n'ait

ses prédispositions et ses propriétés propres, susceptibles d'altération de manière à entraver la puissance de l'agent vital ou à déterminer mécaniquement ou chimiquement des lésions mortelles. En effet, si sur des tissus prédisposés des parasites et des bacilles se déposent et pullulent de façon à tout détruire; si le cœur s'arrête, ou si de gros caillots courent dans les artères principales, il y a mort par arrêt d'un des rouages du mécanisme humain. Si la trachée se remplit de mucus ou de tout autre corps étranger, le sang non hématosé devient un poison pour les organes qui le reçoivent, la mort a lieu chimiquement; si le cerveau est largement détruit, toute contractilité musculaire cesse et, mécaniquement encore, par suite de l'inertie d'organes importants la mort peut survenir. Enfin, partout où il y a plaie ou suppuration des tissus, la résorption endosmotique dans le sang d'un produit septique devient un poison délétère qui produit chimiquement la maladie et la mort. Ce sont là autant d'états morbides secondaires, ternaires et quaternaires qui s'enchaînent les uns aux autres.

De là résulte pour le médecin, la nécessité de tenir compte des propriétés physiques et vitales des tissus et des humeurs, ainsi que des conditions mécaniques de l'exercice régulier du fonctionnement des organes, pour ne donner à l'influence du ferment séminal et de l'impressibilité que la juste place qui leur convient en pathologie.

Je puis le dire sans crainte d'être contredit, c'est le côté organique de la nature humaine qui a été le mieux étudié et qui même l'a été d'une façon trop exclusive aux dépens de l'autre. — Son étude a même donné lieu à des divisions à peine croyables aujourd'hui, car, parmi les médecins, les uns sous le nom de *solidisme* n'accordaient d'importance qu'aux parties solides du corps, tandis que les autres, rangés sous la bannière de l'*humorisme*, attribuaient dans la production des maladies une influence prépondérante aux humeurs.

Je ne m'arrêterai pas sur cette question de doctrine, et je reprends ma thèse des maladies organiques et humorales acquises, dérivées des atteintes portées à la sensibilité inconsciente ou impressibilité, unies aux désordres de la sensibilité nerveuse des tissus, ainsi qu'à toutes les actions physiques, chimiques et mécaniques accomplies au sein de l'organisme.

Je me rencontre ici avec Virchow. En disant il y a bien longtemps : — *Impression* et *réaction*, voilà la formule la plus abstraite de l'étiologie, car *les maladies ne sont que des impressions transformées* (Path. gén., 4e *Edition*, 1882, p. 28), j'énonçais une pensée que devait adopter l'auteur de la pathologie cellulaire.

« Pour lui, en effet, tout élément vivant du corps humain répond à une excitation en manifestant son activité. L'activité est réveillée pour trois raisons différentes : c'est pour faire fonctionner, pour nourrir, et pour former une partie. — De là trois sortes d'irritation : celle qui augmente la fonction organique (irritation fonctionnelle) ; celle qui s'accompagne d'une exagération de nutrition (irritation nutritive); celle enfin qui produit de nouvelles parties (irritation formative.) » (*Path. cellulaire, Introduction, p. XIV*). — En ajoutant les processus passifs dans lesquels les éléments normaux se détruisent partiellement ou en totalité de façon à disparaître, on a la clef de toute la philosophie de l'étiologie pathologique cellulaire.

Cette manière de voir se rapproche beaucoup de celle que j'ai essayé de faire prévaloir, mais elle renferme des erreurs que j'ai tenté d'éviter, ainsi l'irritation fonctionnelle et l'irritation nutritive, considérées comme étant de nature différente, sont des choses semblables, car la nutrition est une fonction normale et, dans l'activité des éléments cellulaires, l'une des deux irritations est de trop. De plus, il y a cette autre différence que, ne m'occupant pas de l'activité de la prétendue cellule primordiale, qui n'est pas le premier élément de l'organisation, je me suis placé plus haut dans l'étude des origines de la vie en prenant pour point de départ les troubles du ferment séminal de l'impressibilité qu'il donne aux éléments moléculaires d'où sortira l'élément cellulaire.

De même que par ses caractères normaux différents,

l'impressibilité, sur laquelle on expérimente à volonté, engendre la variabilité des individus, de même par ses troubles circonscrits, elle modifie et altère plus ou moins profondément la nutrition moléculaire et cellulaire des tissus, leurs fonctions et leur volume, ce qui constitue la maladie et les diversités qu'elle présente. — Mais ici, au trouble de l'impressibilité se joignent l'effet des sympathies, nées de la participation du nerf grand sympathique, les actions chimiques, parasitaires ou mécaniques qui naissent secondairement, et le problème se complique à l'infini. — Malgré cette difficulté j'essaierai de poursuivre mon analyse en faisant la part de tous ces éléments morbides.

Du fait même de l'impressibilité des éléments et des tissus (1) résulte donc, par l'action des causes extérieures variables, la réaction variable en rapport avec la cause morbide, et par suite des maladies différentes. — Mais, si l'impressibilité n'est pas mise en jeu par la cause de manière à provoquer de réaction, il n'y a pas de maladie, ce qui laisse comprendre pourquoi plusieurs individus étant soumis au même moment et dans le même lieu, à la même influence pathogénique, les uns réagissent et transforment l'impression en maladie, tandis que les autres ne sont pas affectés et restent bien portants.

Toutes les causes morbides soit intérieures, soit extérieures, locales ou générales, modifient plus ou moins l'impressibilité du ferment séminal dans les humeurs ou sur un point de l'économie. Elles le modifient dans sa fonction vitale élémentaire, ce qui peut n'avoir pas de suites, où elles l'excitent et l'amoindrissent et, selon la réaction qui se produit, par cet excès ou par cette faiblesse, il en résulte dans les éléments, dans les tissus, dans les organes et dans les humeurs, des modifications qui sont le germe de toutes les maladies parasitaires ou autres, et, si l'impression est curative, le moyen de les guérir.

Ainsi en pathogénie, *l'excès d'impressibilité* des éléments constituants réagit sur les tissus et provoque selon sa

(1) (*Sensibilité inconsciente distincte du système nerveux*).

nature, soit l'hyperémie, soit l'inflammation et ses exsudats séro-fibrineux, épithéliaux ou purulents, certaines hémorrhagies actives, les flux séreux ou gazeux, l'hypertrophie des éléments et des différents tissus formant le squelette des organes ; les pyrexies avec leurs altérations humorales bacillaires et ces fermentations qui deviennent des causes morbides à leur tour, etc.

Avec ces lésions naissent les actions sympathiques réflexes qui sont la fièvre, la courbature, l'inappétence, l'embarras gastrique avec ou sans vomissement, etc.

Par elles aussi, selon l'organe affecté, viennent les troubles fonctionnels, les actions physico-chimiques de pesanteur, de fermentation des humeurs, d'absorption endosmotique et toxique, d'érosion des tissus, ce sont : presque partout la douleur provoquée par la participation au mal des nerfs ordinaires ; — dans le cerveau et dans les méninges, le délire, la somnolence, les vomissements, le ralentissement du pouls, les convulsions et la paralysie ; — dans le pharynx, la dysphagie ; — dans le larynx, l'enrouement et la dyspnée ; — dans les bronches et dans le poumon, la toux, l'expectoration de nature variable et la gêne respiratoire ; — dans l'intestin, la diarrhée, la dyspepsie ou la boulimie ; — dans les reins, l'urination modifiée ; — dans les vaisseaux, les embolies avec leurs conséquences variées ; — dans le sang, la pullulation de microbes particuliers et par suite de l'absorption la présence du produit morbide plus ou moins toxique des plaies ; — dans les nerfs congestionnés ou anémiques, le spasme et les névroses ; — dans les fièvres, les altérations humorales microbiennes, de la fermentation qui engendrent d'autres lésions secondaires et qui reproduisent le germe du mal, enfin les actions physiques de pesanteur, d'absorption par endosmose, d'obstruction par les produits morbides, d'érosion par l'âcreté des liquides, etc.

De la diminution d'impressibilité résultent l'atrophie et le ramollissement ou les dégénérescences graisseuses des éléments et des tissus, certaines hémorrhagies passives, certaines congestions atoniques également accompagnées des phénomènes sympathiques réflexes, le tout accompagné de troubles fonctionnels locaux plus ou moins marqués.

Chaque lésion locale ainsi née de l'excès ou de la diminution de l'impressibilité réagit à son tour sur sa cause en l'aggravant. De la sorte, avec la maladie du ferment séminal et le trouble de son impressibilité, il y a la maladie locale se généralisant par absorption endosmotique ou capillaire d'éléments toxiques ou parasitaires microbiens, produisant l'altération du sang ou restant locale et réagissant sur l'ensemble de l'économie par l'action réflexe du grand sympathique ou directe des nerfs ordinaires. C'est là ce qui constitue la maladie des éléments humoraux et organiques, état secondaire à côté de la maladie de l'agent vital, mettant primitivement en jeu l'impressibilité des éléments constituants.

J'avais donc raison de dire que les maladies ne sont que des impressions transformées ; en effet, il ne se fait, dans les tissus, aucun travail qui n'ait primitivement été précédé d'une impression normale ou pathologique.

Mais dira-t-on : qu'est-ce qui prouve que la sensibilité inconsciente ou impressibilité soit par ses modifications le point de départ des maladies ? L'observation et l'expérience.

Je prendrai d'abord comme expérience la nouvelle théorie de la formation du pus qui appartient à Conheim. Ainsi dans une partie dépourvue de nerfs comme la cornée et dans quelques autres tissus que l'on excite, il se fait comme l'ont établi Conheim, Cornil, Ranvier, etc., un travail de suppuration dû à la sortie des globules blancs du sang hors des vaisseaux. — Par des mouvements amiboïdes, c'est-à-dire sans organes contractiles connus, on voit les leucocythes s'insinuer entre les lamelles épithéliales et former un dépôt de pus ; donc les cellules épithéliales et leurs éléments ont senti quelque chose qui n'est pas arrivé à la conscience du sujet, donc les leucocythes eux mêmes, en changeant de forme et de place, ont manifesté une sensibilité pour nous insensible, et, c'en est assez pour la démonstration expérimentale du fait que l'impressibilité mise en jeu d'une certaine manière est la cause de l'inflammation des tissus. — Impression et réaction, dans ce cas le fait est incontestable.

La pathologie des végétaux dépourvus de nerfs, la formation des gommes sur les feuilles et les maladies de la tige et du fruit nous offriraient des exemples analogues, mais il ne s'agit ici que des preuves médicales.

Je prendrai maintenant, comme autre moyen de démonstration, des faits empruntés à l'observation clinique, car dans ces études, il faut que tout y soit déduit de l'expérience.

Tout le monde connaît l'inflammation, l'ulcération, les vascularisations ou la suppuration de la cornée qui n'a pas de nerfs, et des cartilages qui n'en ont pas davantage. — J'ai vu des paralytiques avec atrophie des membres (soit par hémiplégie ou paraplégie), avoir des érysipèles, des varioles identiquement semblables sur les parties saines et sur les parties paralysées insensibles. Enfin, chez les animaux dont on a coupé la moelle épinière, il se fait, comme l'a montré Brown-Séquard, des inflammations autour des ongles qui représentent le travail inflammatoire avec tous ses phénomènes. Ici encore nous voyons qu'à côté de la sensibilité ordinaire, nerveuse inhérente au système nerveux, il y a une autre espèce de sensibilité cellulaire qui est inconsciente et qui existe dans les éléments constituants des organes de la vie dont elle est l'attribut. — C'est l'impressibilité.

III

Maladies qui résultent d'un excès d'impressibilité du ferment séminal.

Si l'impressibilité normale du ferment vital fait les éléments constituants et les tissus normaux, les modifications et les altérations de cet attribut de la vie cellulaire créent l'impressibilité anormale qui engendre les anomalies de la nutrition et des fonctions observées dans l'état pathologique. Dans toutes les maladies, il y a donc comme élément originaire principal un trouble de l'impressibilité. — Ce n'est que secondairement qu'on observe les influences physico-chimiques et parasitaires de l'état morbide primitif, amenant des modifications nouvelles de l'impressibilité inconsciente, et avec elle les maladies secondaires.

A l'origine des maladies, la modification n'est appréciable que par ses effets qui consistent dans un état diathésique originel, dans un état diathésique acquis et qui résulte déjà d'une modification de l'impressibilité, dans un excès ou un défaut de cette impressibilité.

Les maladies qui résultent d'un excès d'impressibilité sont : la méningite et la méningo-encéphalite simple, le coryza et l'otite simples, les ophthalmies, — les pharyngites, les angines *a frigore*, les laryngites, les bronchites, la pneumonie *a frigore*, la pleurésie, l'endo-péricardite, la gastrite, l'entérite, l'hépatite aiguë, les adénites, la phlébite, les arthrites, les ostéo-chondrites, la périostite et toutes les inflammations primitives des différents tissus ;

Toutes les congestions actives du poumon, du foie, de la rate, des reins, du cerveau ;

Les hémorragies actives du cerveau sans lésion primitive des capillaires, certaines hémorragies nasales, pulmonaires, intestinales, rénales ;

Certains flux muqueux du nez, des bronches, de l'estomac et de l'intestin ;

Les pneumatoses de l'hystérie et de la dyspepsie inflammatoire ;

Les hypertrophies du tissu cellulaire et fibreux, du tissu épithélial, du tissu adipeux, du tissu glandulaire, du tissu pigmentaire, du tissu cutané ou muqueux, etc. ;

Certaines maladies de la peau à l'état aigu dépendantes ou distinctes d'un état diathésique du ferment vital ;

Le diabète que fait naître l'irritation du quatrième ventricule ainsi que les contusions de l'occiput et l'affaiblissement sénile.

Maladies qui résultent d'un défaut d'impressibilité du ferment séminal.

Les maladies qui résultent d'un amoindrissement de l'impressibilité sont l'ictère grave, la néphrite albumineuse, la stéatose du foie, les dégénérescences graisseuses des éléments constituants, la pneumonie ulcéreuse dite caséeuse, les adénites stéateuses, les lésions phymatoïdes, etc., toutes les maladies microbiennes parasitaires qui ne prennent naissance que sur un terrain cellulaire favorable ;

Toutes les tuberculoses des méninges, du cerveau, de la plèvre, du poumon, du foie, de l'intestin, du péritoine, des ganglions bronchiques ou mésentériques des os, etc., dues au développement de bacilles trouvant un terrain convenable ;

Certaines congestions passives du poumon dans les fièvres et dans les maladies graves, ou à la suite d'un état aigu de broncho-pneumonie ;

Certaines hémorragies passives dues à la dissolution du sang, des fièvres et du scorbut, à l'altération graisseuse des capillaires et des vaisseaux, aux obstacles formés sur un point de l'arbre circulatoire aux ulcérations des tissus vasculaires, etc. ;

Le ramollissement des tissus, notamment des os, qui forme le rachitisme ; celui du cerveau, véritable gangrène moléculaire (1) qui prépare l'hémorragie célébrale et les paralysies, etc. ;

L'atrophie partielle ou générale des éléments constituants des tissus, l'atrophie des organes ou des produits morbides à la *suite* des inflammations passées à l'état chronique ;

Les flux muqueux dans l'inflammation chronique des membranes muqueuses, certains flux glandulaires et les suffusions chroniques des séreuses ;

Certaines nosohémies caractérisées par la trop grande quantité d'eau, la diminution des globules rouges, l'excès de globules blancs et la diminution d'albumine, qui engendrent les névroses congestives et ischémiques, certaines hystéries ou hypocondries, enfin le nervosisme sous toutes ses formes (2).

Du rôle du ferment séminal et de l'impressibilité en thérapeutique.

Ce que la sensibilité vitale ou impressibilité réalise en pathogénie, elle l'accomplit également dans les actions thérapeutiques. Là aussi on peut dire que les *effets curatifs ne sont que des impressions transformées.* En effet tous nos médicaments n'agissent qu'en modifiant d'une façon spécifique neutralisant les causes morbifiques ou en excitant et en amoindrissant l'impressibilité cellulaire et celle des tissus. C'est de cette façon que l'agent vital fait naître des réactions et des actes réflexes d'où sortent les guérisons.

Ainsi, c'est par l'excès d'impressibilité produit dans les éléments des tissus et des humeurs par certains agents thérapeutiques que l'on remédie à certaines lésions humorales et organiques ; à toutes les dégénérescences ayant produit sympathiquement la faiblesse générale, à certains flux, à certaines hémorragies et aux exsudations chroniques

(1) Bouchut. — *De la nature du ramollissement cérébral sénile.* — Actes de la Société des hôpitaux. — 1re année.

(2) E. Bouchut. *De l'État nerveux ou nervosisme.* Paris, 1861, un vol. in-8, page 8.

des muqueuses ou de la peau qui amènent l'état cachectique, et produisent différentes névroses.

L'alcool, le vin, le fer, le manganèse, le quinquina, l'arsenic à faible dose, les amers, les stimulants aromatiques, etc., sont les moyens les plus utiles à employer dans les cachexies, dans les diathèses dartreuses, cancéreuses et tuberculeuses, dans certaines altérations humorales des fièvres, et c'est à titre de modificateurs de l'impressibilité que je les emploie. Il en est de même de l'application du froid par les aspersions rapides sur le corps, des bains courts de mer ou de rivière, de l'exercice, des distractions et des voyages, des bains d'air comprimé ou raréfié, des inhalations d'oxygène, de la nourriture exclusive à la viande, etc.

Dans certains flux muqueux ou gazeux de l'intestin, les purgatifs et notamment les sels de soude, les carminatifs avec leurs principes odorants et les huiles essentielles sont des stimulants qui relèvent l'impressibilité amoindrie et guérissent certaines formes de diarrhée ou de pneumatose; s'il s'agit d'un flux muqueux de la conjonctive de l'urèthre, du vagin, etc., le nitrate d'argent et les caustiques légers remplissent la même indication. — J'en dirai autant des balsamiques dans les affections catarrhales de la vessie, de l'urèthre et des bronches.

Dans certaines hydropisies atoniques, les révulsifs que l'on emploie à la surface extérieure de la peau et les injections iodées ou autres ne sont que des excitations locales de l'impressibilité dont on espère voir les effets se transformer en solide guérison. Sans cela il serait insensé de mettre du nitrate d'argent dans l'œil ou de l'alcool chaud dans la tunique vaginale. Donc les guérisons obtenues dans les maladies ne sont que des impressions curatives transformées.

Dans certaines hémorragies passives et dans l'adynamie produite par les nosohémies des fièvres, il en est de même et c'est à relever, non pas l'innervation excitée ou opprimée, mais l'impressibilité affaiblie que l'on s'applique au moyen des toniques et des stimulants. On en a un bel exemple dans la scarlatine adynamique prochainement mortelle, avec délire, lorsque avec une chaleur intolérable de 40 à 41 degrés, avec une excessive fréquence du pouls qui marque 160, et une éruption cramoisie, on remédie à la diminution d'impressibilité cutanée par une lotion rapide d'eau froide. En deux heures, la température s'abaisse, le pouls se ralentit, et l'éruption moins violente continue sa marche vers la guérison.

Le soufre s'emploie pour ranimer l'impressibilité des éléments de la peau ou des muqueuses, altérés par le catarrhe chronique, par les dartres et par l'influence de la diathèse herpétique.

On emploie au contraire les médicaments qui amoindrissent l'impressibilité normale pour remédier à l'inflammation, à certaines hémorragies, aux irritations organiques accompagnées de fièvre et d'excitation spasmodique, aux maladies hypertrophiques et cela pour produire l'atrophie des exsudats morbides, ou des éléments constituants ordinairement hypertrophiés dans ces maladies.

Ainsi, la saignée et les sangsues qui diminuent l'impressibilité peuvent être employées avec avantage dans les cas d'inflammation naissante ou d'état congestif et, si on y a recours en temps utile, elles procurent une impression curative d'où sort toujours un amendement favorable et souvent la guérison.

La digitale, la vératrine, la bryone, sédatifs de l'impressibilité augmentée du cœur, sont les remèdes des inflammations aiguës, viscérales, dans lesquelles il y a lieu de modérer l'afflux sanguin né de cet excès d'impressibilité locale.

L'antimoine et l'émétique, le mercure, l'iodure de potassium sont des médicaments qui modèrent ou diminuent l'impressibilité des éléments constituants, car ils ralentissent le mouvement nutritif moléculaire et produisent l'atrophie de certains des éléments anatomiques. Ainsi, le mercure dissout les gommes, les néoplasies fibro-plastiques ou les indurations cellulaires, et l'iodure de potassium atrophie les éléments adipeux et glandulaires. Ce sont autant d'impressions curatives que le médecin utilise pour la guérison de certaines maladies. Le bromure de potassium diminue l'impressibilité des éléments constituants d'un tissu malade et supprime les actions réflexes d'où peuvent naître le spasme ou la convulsion. C'est à son impression sur ce tissu qu'on doit la guérison de la maladie convulsive.

Le curare a une action destructive de la faculté motrice des nerfs, tout en leur laissant la faculté sensitive, et on a employé l'impression que produit ce remède dans les maladies tétaniques où se trouve comme fait principal l'exagération de l'impressibilité motrice. Quelques succès ont couronné ces efforts, et ils constituent une des bonnes applications de la physiologie expérimentale moderne (1).

Le chloroforme respiré pénètre dans le sang et agit sur les centres nerveux qu'il impressionne de façon à les exciter, puis à paralyser leurs fonctions et à produire le sommeil et l'insensibilité. Il en est de même de tous les anesthésiques qui sont en général d'une action fugace, et que l'on emploie pour amoindrir l'impressibilité normale des centres nerveux, s'il y a des manifestations de convulsion ou de douleur qu'on veuille anéantir. Ce sont là autant d'actes palliatifs et curatifs qui résultent d'impressions curatives, durables ou passagères, provoquées par un médicament.

Les alcalins diminuent l'impressibilité du sang dont ils altèrent les qualités, et c'est l'impression provoquée dans les tissus qu'ils ramollissent souvent, qui favorise la résolution de certaines indurations inflammatoires, particulièrement des indurations goutteuses acides, la dissolution des exsudats muqueux et fibrineux des membranes muqueuses enflammées à l'état aigu ou à l'état chronique.

Les sulfures alcalins réunissent les deux qualités contraires, mais la propriété du soufre domine et il vaut mieux dans ces cas donner le soufre contre le principe du mal et les alcalins contre les effets de sécrétion mucipare.

Il n'est pas jusqu'aux actions mécaniques et chimiques

(1) Voir Cl. Bernard. Leçons de Pathologie expérimentale.

provoquées par les remèdes qui ne puissent être envisagées au même point de vue général. Les sternutatoires, les vomitifs employés pour faire sortir un corps étranger du larynx ou des bronches, — les purgatifs excitant les contractions intestinales pour expulser des excréments accumulés, — le massage et la palétation dans les engorgements glandulo-cellulaires, — l'équitation et la respiration forcée dans les pleurésies aiguës et dans certaines affections des organes respiratoires, etc., sont autant d'impressions provoquées par le médecin dans un but de guérison.

Viennent enfin les moyens chimiques, antiseptiques et chirurgiques employés par le médecin pour tuer les vers ou les parasites végétaux ; pour dissoudre les concrétions pierreuses du foie, des reins et de la vessie, ou pour enlever des tumeurs; mais il est bien évident que dans ces cas, il ne s'agit plus de propriétés vitales à mettre en jeu. Les troubles de l'impressibilité ont été pour quelque chose dans les modifications humorales et organiques qui ont fait les pierres et les tumeurs devenues un danger pour la vie de l'ensemble viscéral, mais toute tentative de guérison par les agents dynamiques serait ridicule. — A la chimie et à la chirurgie d'agir. Les alcalins dissolvent la gravelle, les petits calculs vésicaux et les concrétions biliaires, et on les emploie. Quant aux pierres trop grosses pour être dissoutes, et à certaines tumeurs dangereuses accessibles à la main, c'est au chirurgien de les extraire à l'aide des instruments mis à sa disposition par la science.

Conclusions.

Dans ce qui précède, j'ai démontré par l'observation et par l'expérience :

1° Qu'il y a chez l'homme un ferment séminal, agent substantiel, communiquant aux éléments cellulaires dans laquelle il se trouve un attribut élémentaire de sensibilité insensible ou inconsciente, qui est l'impressibilité.

2° Que ce ferment séminal et son impressibilité, unis au ferment du germe féminin, forment une résultante de force qui dirigera le développement du nouvel être dans une forme particulière, par un mouvement diathésique individuel.

Que cet agent et son impressibilité, distincts de l'organisation qu'ils créent, sont indépendants des organes, car ils en précèdent l'apparition.

Que cet agent dilué dans toutes les parties du germe, se trouve incorporé dans toutes les cellules secondaires d'où sortent les tissus et les organes, et, par conséquent, qu'il existe à dose infinitésimale et impondérable dans ces organes et dans ces tissus.

Que le ferment séminal qui a entretenu la nutrition moléculaire de l'embryon continue son action après la naissance, pour le développement adulte, et qu'il préside toujours au mouvement de rénovation des organes, en attirant les éléments constituants à leur place et sans erreur de lieu.

Que l'agent vital est distinct de l'organisation, mais qu'il subit l'influence des propriétés du tissu et des organes ultérieurement développés en les modifiant suivant la diathèse.

Que l'agent vital ou ferment séminal est le principe de la vie moléculaire, tandis que l'organisation est la cause de la vie d'ensemble.

Que la cessation d'influence du ferment séminal amène la mort, tout comme l'arrêt d'une grande fonction organique.

Que l'impressibilité de l'agent vital est le principe de la forme, de la taille, de la couleur, de la ressemblance aux parents et de la longévité des êtres, parce que c'est elle qui fait l'affinité vitale.

Que le ferment séminal vicié dans son origine héréditaire peut être malade et que son attribut d'impressibilité modifié est la cause des difformités et des diathèses d'où sortent les maladies innées et héréditaires.

Que l'attribut d'impressibilité des éléments cellulaires dû à la présence d'un ferment séminal modifié par les influences extérieures, est la cause du trouble de l'affinité vitale, et, que de ses réactions résulte la maladie ; — que l'impression et la réaction sont la formule abstraite des maladies ; — qu'il ne se fait pas de lésion moléculaire qui n'ait été primitivement précédée d'un trouble de l'impressibilité ; — enfin, que les maladies ne sont que des impressions transformées.

Que l'impressibilité modifiée, trop forte ou trop faible, troublée par des ferments morbides, est la cause des diathèses simples ou parasitaires et des différentes maladies humorales et organiques primitives.

Que les maladies primitives deviennent des causes à leur tour, et déterminent des maladies secondaires, ternaires et quaternaires, dans les humeurs et dans les parties solides.

Que les maladies primitives, engendrées par les troubles de l'impressibilité, déterminent des phénomènes sympathiques, et des actions réflexes dues aux propriétés particulières des tissus et des organes où se ramifient le nerf grand sympathique et les nerfs ordinaires.

Que l'attribut de l'impressibilité du ferment séminal est l'auxiliaire des agents thérapeutiques, car la guérison que produisent certains médicaments n'est qu'une impression transformée.

Que la plupart des moyens thérapeutiques n'agissent qu'en produisant des impressions d'où sort une réaction salutaire.

Enfin, qu'il y a, en dehors des agents thérapeutiques agissant sur l'impressibilité de l'agent vital, toute une série d'agents exclusivement destinés aux actions physiques, chimiques et antiseptiques qu'il faut produire par les réactifs, par les expulsifs et par la chirurgie.

Paris. — Typ. A. DAVY, 52, rue Madame et rue Corneille, 3.

www.ingramcontent.com/pod-product-compliance
Ingram Content Group UK Ltd.
Pitfield, Milton Keynes, MK11 3LW, UK
UKHW020509230726
13925UKWH00005B/2123